I0059676

CONSIDÉRATIONS
GÉNÉRALES

SUR

L'HYGIÈNE PUBLIQUE ET PRIVÉE,

ENVISAGÉES

SOUS LE RAPPORT PROPHYLACTIQUE,

OU PRÉSERVATIF DU CHOLÉRA;

Par Victor Siviale,

DOCTEUR EN MÉDECINE, MEMBRE-CORRESPONDANT DE LA SOCIÉTÉ CHIRURGICALE
D'ÉMULATION SÉANT A LA FACULTÉ DE MÉDECINE DE MONTPELLIER,
BACHELIER ÈS-LETTRES DE L'ACADÉMIE DE LA MÊME VILLE.

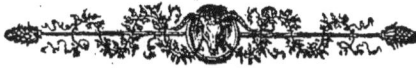

PERPIGNAN.

IMPRIMERIE DE JEAN-BAPTISTE ALZINE.

1835.

T 34
139 e

Te $\frac{34}{139}$

CONSIDÉRATIONS
GÉNÉRALES

SUR

L'HYGIÈNE PUBLIQUE ET PRIVÉE,

ENVISAGEES

SOUS LE RAPPORT PROPHYLACTIQUE,

OU PRÉSERVATIF DU CHOLÉRA;

Par Victor Siviale,

DOCTEUR EN MÉDECINE, MEMBRE-CORRESPONDANT DE LA SOCIÉTÉ CHIRURGICALE
D'ÉMULATION SÉANT A LA FACULTÉ DE MÉDECINE DE MONTPELLIER,
BACHELIER ÈS-LETTRES DE L'ACADÉMIE DE LA MÊME VILLE.

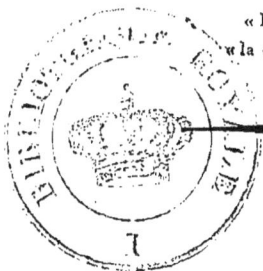

———◄◦⊰⊱◦►———

« L'art de prévenir les maladies dépend de
la connaissance de leurs causes éloignées. »
(CULLEN.)

———◄◦⊰⊱◦►———

PERPIGNAN.

IMPRIMERIE DE JEAN-BAPTISTE ALZINE.

—

1835.

Au Comité Médical,

Comme un gage d'admiration pour ses talens et ses vertus philan- thropiques.

SIVIALE.

AVANT-PROPOS.

Comme depuis quelque tems, le choléra envahit certaines régions de notre hémisphère et que son génie nomade pourrait arriver jusqu'à nous, il est du devoir des magistrats de prendre les mesures sanitaires que l'intérêt public inspire, afin de préserver l'asile des citoyens de ses atteintes dépopulatrices. Mais comme dans ces époques calamiteuses ils ne sauraient faire usage de leur zèle s'ils ignoraient les préceptes d'hygiène publique, je viens pour aplanir cette difficulté et pour être utile à mes concitoyens, sacrifier mon petit amour-propre au plaisir de leur offrir le concours de mes faibles talens.

1

Le choléra peut provenir des localités d'où émanent des gaz délétères qui infectent l'air ; le procédé le plus efficace qu'on puisse opposer à son développement, est la stricte observation des règles de l'hygiène publique et privée.

Un ouvrage dans lequel les personnes un peu instruites trouveraient réuni ce qu'il importe de connaître pour se garantir de cette cruelle maladie, serait un bienfait de l'art en faveur de l'humanité. Il est vrai, cependant, que les règles d'hygiène publique et privée, sont exposées dans tous les traités généraux qui ont trait à la salubrité, mais tout le monde n'est pas à portée de les acheter pour y puiser des connaissances prophylactiques.

Par l'ensemble des procédés hygiéniques que je me propose de circonscrire dans ce tableau de médecine préservative, le lecteur sera conduit comme par la main dans la voie hygiénique qu'il voudra parcourir. Il trouvera sans avoir besoin d'un grand nombre de volumes, les notions qui lui seront nécessaires pour s'éclairer sur les préceptes de médecine préservative, propres à repousser l'élément morbide qui tendrait à faire irruption dans son asile.

Consultant plutôt mon zèle que mes faibles lumières, j'ai essayé de composer un petit travail renfermant l'avantage précité et dont l'utilité s'étendît jusqu'aux fonctionnaires qui, dans leurs attributions, embrassent la police sanitaire : les personnes de tous les rangs, trouveront encore un sujet de sécurité et de consolation contre le choléra, dans les préceptes d'hygiène relatifs à leur mode d'existence.

Je livre au jugement et à l'indulgence du comité de salubrité publique et de mes honorables confrères, un travail que je n'ose leur offrir, bien persuadé qu'ils possèdent des connaissances plus étendues que celles qui me suggèrent ce faible aperçu; ce n'est donc point pour eux que j'écris. Mais si avec des talens inférieurs à ceux qu'ils ont sur les matières de l'hygiène, j'étais parvenu à donner à mes concitoyens quelques conseils utiles, je n'aurais pas travaillé en vain, puisque je serais bien dédommagé de mes veilles par la satisfaction morale que j'éprouverais d'avoir rempli à leur égard une œuvre philanthropique.

Pour mettre de l'ordre dans le plan de cet opuscule, je le diviserai en six chapitres. Chaque chapitre sera subdivisé en deux paragraphes; le premier traitera de l'hygiène publique et le second de l'hygiène privée.

Dans le premier chapitre, je développerai les préceptes d'hygiène publique et privée qu'on doit observer pour que l'air atmosphérique soit salubre; dans le second, je parlerai de la vente du linge et des vêtemens relatifs à l'état thermométrique de l'atmosphère; dans le troisième, je signalerai les résultats fâcheux de la mauvaise qualité des alimens et des

1*

boissons; dans le quatrième, j'exposerai les accidens qui se rattachent aux évacuations; dans le cinquième je présenterai les avantages d'un exercice modéré; enfin la sixième partie, roulera sur la crainte.

Tel est le but que je me suis proposé d'atteindre pour la régularité de mon opuscule et le bien de l'humanité. Sous ce dernier rapport, j'ai des droits à l'indulgence de mes concitoyens. Puissent-ils accueillir avec plaisir un ouvrage dicté par les circonstances et relatif à ce qui les intéresse le plus : la santé.

CONSIDÉRATIONS

GÉNÉRALES

SUR

L'HYGIÈNE PUBLIQUE ET PRIVÉE,

ENVISAGEES

SOUS LE RAPPORT PROPHYLACTIQUE,

OU PRÉSERVATIF DU CHOLÉRA.

CHAPITRE Ier.

DES PRÉCEPTES D'HYGIÈNE PUBLIQUE ET PRIVÉE
QU'ON DOIT OBSERVER POUR QUE L'AIR
ATMOSPHÉRIQUE SOIT SALUBRE.

---

§ Ier. — Règles d'hygiène publique.

Je n'ai pas besoin d'instruire MM. les Magistrats, que c'est par l'influence de l'air atmosphérique introduit dans l'organe pulmonaire par l'acte de l'inspiration et chassé immédiatement après par celui de l'expiration, que nous alimentons le flambeau de la vie, ils le savent déjà; mais il est essentiel qu'ils sachent que l'air vital qui, dans l'inégale partie de ses élémens constitutifs [1], est l'aliment de la vie, *pabu-lum vitæ*, le *spiritûs alimentum* d'Hypocrate, peut, lorsqu'il est altéré par des gaz méphitiques, troubler les actes vitaux qui président à la santé.

Ces gaz délétères se mêlent parfois avec les élémens de l'air vital, et leur action est si active sur l'organisme, qu'ils peuvent donner soudain la mort; mais, si leur effet morbide est atténué par l'influence des variations thermométriques, ils ne portent alors sur l'économie animale que l'impression nécessaire au développement de l'épidémie.

---

[1] Les chimistes les plus recommandables par leurs talens qui se sont occupés de l'analyse de l'air atmosphérique, ont reconnu qu'il n'est composé que de 21 parties d'oxigène et de 79 d'azote; plus 1/100 d'acide carbonique. L'analyse de l'air offre quelques exceptions; il est constant qu'il varie par la nature dés combustibles employés en grande quantité et par la décomposition des matières organiques. C'est ainsi que l'air de Londres contient de l'acide sulfurique, que celui de Paris et de beaucoup d'autres lieux, renferme de l'ammoniaque et des matières organiques; que l'air des égouts contient de l'acetate et de l'hydro-sulfate d'ammoniaque; que l'air des environs de la voirie de Mont-Faucon est imprégné d'ammoniaque et d'hydro-sulfate de la même base, etc. Ces résultats obtenus des expériences auxquelles se livrent MM. Broussingault et Chevalier, suggèrent la pensée d'analyser l'air pris sur les quatre points cardinaux des villes ou villages où régnerait le choléra, afin de reconnaître si, parmi les élémens spéciaux qui le composent, il n'y en aurait pas qui par leur nature délétère fussent capables de déterminer cette calamiteuse maladie. Si dès l'invasion de la maladie, les lésions physiologiques étaient en rapport avec les résultats donnés par l'action d'une combinaison des gaz morbides, nul doute, que ce ne fût là la cause déterminante de cette affection redoutable; alors on pourrait opposer à ses ravages meurtriers les ressources que nous présente la chimie.

Ces gaz se dégagent ordinairement des localités marécageuses où il y a des substances animales et végétales soumises aux lois chimiques de la décomposition organique.

Pour annihiler ces phénomènes chimiques d'infection générale, MM. les Magistrats feront veiller par les agens de la police, à ce que des substances, de quelque nature qu'elles soient, ne séjournent dans les rues; car, en se décomposant, elles pourraient altérer la pureté de l'air, et prédisposer les personnes qui le respireraient aux maladies régnantes. Ils s'opposeront encore, par des réglemens de police, à ce que des personnes se débarrassent dans les rues du résidu de la digestion, dont l'odeur et l'aspect dégoûtans pourraient influer sur la santé. Si la surveillance de la police ne pouvait s'opposer à cet abus de malpropreté, alors elle devrait imposer le devoir aux boueurs publics d'enlever tous les matins les immondices qui seraient déposées pendant la nuit et les transporter hors la ville.

Un abus très coupable, qui passe inaperçu dans cette ville, auquel pourrait se rattacher la cause déterminante du choléra, mérite de fixer l'attention des magistrats, ainsi que la surveillance des agens de la police : je veux parler de la coutume irréfléchie de curer les fosses d'aisance et les cloaques pendant le jour, de laisser les vidanges exposées dans les rues assez long-tems pour infecter l'air du gaz hydrogène sulfuré qu'elles exhalent. Ce genre de travail ne devrait être permis que pendant la nuit, et l'on devrait transporter les matières fécales et boueuses hors la ville dès l'ouverture des portes. Pour cause de salubrité publique, il serait prudent, avant de curer les fosses d'aisance, ainsi que les cloaques, de précipiter dans les premières deux livres de chlorure de chaux sèche et deux livres de chaux vive, et dans les seconds d'y faire couler un lait de chaux.

Désinfecter les égouts, les rigoles les plus infectes où séjournent des eaux croupissantes, les puisards qu'on a eu l'heureuse idée de placer dans l'intérieur de la ville, mais en trop petit nombre, les halles, marchés aux viandes et aux poissons, les latrines publiques, les abattoirs (celui de cette ville infecte les habitans du faubourg, par la malpropreté qui y règne [1]), les fabriques d'où s'échapperaient des miasmes malsains, les profondes ornières qui sillonnent les rues où croupit une boue noirâtre, rentre dans les attributions de la police sanitaire. Avec un litre de chlorure de chaux, sur quarante litres d'eau, on peut neutraliser à l'instant ces causes d'insalubrité publique.

La construction de la salle de spectacle de cette ville est très heureuse par l'accès de l'air qui parcourt avec facilité les corridors et les loges. Il ne suffirait pour la rendre plus saine que d'élever à l'aplomb du lustre une cheminée d'appel assez grande, mon-

---

[1] L'administration municipale devrait faire veiller à la propreté de cet abattoir, car la santé des habitans du faubourg, n'est pas moins précieuse que celle des personnes qui habitent dans la ville.

tant au-dessus de la toiture, ne communiquant avec
la salle que par l'ouverture percée au-dessus du lustre, et portant assez haut dans l'atmosphère, tout
l'air vicié devant être évacué. On devrait faire établir encore une seconde cheminée d'appel, semblable
à la première, au-dessus de la scène. Ces deux chemi-
nées d'appel nous donneraient le moyen de chasser
au dehors l'air renfermé dans le théâtre, soit du côté
de la scène, soit du côté de la salle.

La désinfection des cabinets d'aisance d'une salle
de spectacle, doit s'opérer par des procédés d'autant
plus actifs que l'odeur qui s'introduirait par les corridors de la salle incommoderait le public.

L'assainissement de la salle de spectacle doit appeler l'attention des magistrats, alors que le théâtre est
regardé par les classes de la société comme le délas-
sement le plus convenable, ou comme la jouissance
la plus vive. Nous faisons des vœux pour que rien ne
soit négligé pour arriver à ce but sanitaire.

MM. les Magistrats, pénétrés de la nécessité d'opposer un terme aux nombreuses causes d'insalubrité
qui agissent sur les personnes, feront transporter à
une demi-lieue de la ville les dépôts particuliers de
fumier et les animaux morts, ainsi que tous les ate-
liers d'où se dégageraient des émanations pernicieuses
à la santé, les magasins de peaux, les dépôts de porc
salé, de morue et harangs qui seraient dans un état
de décomposition; ils défendront de nourrir des porcs
dans l'intérieur de la ville, de balayer les rues pendant et après la pluie, avant que les eaux claires

soient écoulées; ils interdiront aux bouchers de conserver les viandes plus de deux jours en hiver et plus
d'un jour et demi en été, et ordonneront de vendre
le poisson de mer, en gros comme en détail, le même jour de son arrivée, etc.

Ils voudront bien, dans l'intérêt de la salubrité
publique, faire curer tous les fossés qui entourent la
ville, dont la vase contenant des milliers d'insectes,
bon nombre de reptiles en putréfaction, favorise la
combinaison élémentaire des gaz palustres, propres
à porter une influence maligne sur l'organisme.

Le rouissage du chanvre ou du lin, dans des fosses
qui ne seraient creusées qu'à une petite distance de
la ville ou d'un village, sera sévèrement défendu.
La funeste influence que leurs effluves marécageuses
exercent sur le corps humain, a fixé depuis long-
tems l'attention des médecins; ils se sont élevés avec
force contre la coutume de faire rouir ces substances
végétales dans des bassins creusés à un faible rayon
des villes ou des communes. Quoi de plus funeste
que la pratique du rouissage dans l'eau! ainsi traités,
le chanvre et le lin, par leurs exhalaisons morbides,
occasionnent souvent des maladies épidémiques.

Le docteur Cibat, professeur de physique à Bar-
celone, a écrit sur les funestes effets des miasmes
qui se dégagent des eaux croupissantes; il a éveillé
toute la sollicitude des magistrats sur ce point im-
portant d'hygiène publique [1].

[1] Voyez: *Memorias físicas sobre el influjo del gaz hydrógeno en la cons-
titucion del hombre.*

Comme ces gaz se dégagent aussi des aqueducs sou-
terrains, le plus souvent encombrés et contenant des
eaux croupissantes, les magistrats feront veiller à ce
que ces foyers d'infection générale soient tenus toujours propres; car, d'après l'analyse que M. Julia de
Fontenelle vient de faire de quatre litres de rosée qu'il
recueillit dans les marais du Cercle, département
de l'Aude, il en résulterait que l'hydrogène et l'a-
zote, rompant l'équilibre des autres gaz, développe-
raient les maladies épidémiques qui régnent aux environs des pays marécageux.

Rien ne contribue davantage à l'entretien de la
propreté d'une ville que l'abondance d'eau courante :
sous ce rapport, les autorités emploieront l'ascendant
de leur pouvoir pour l'obtenir, afin que les habitans
puissent laver trois fois par semaine au moins, les
rues, à grande eau.

Ce genre de lavage est le meilleur moyen pour les
tenir propres, ainsi que les égouts qui reçoivent leurs
immondices; mais, comme l'humidité de l'atmosphère
est une condition essentielle au développement du
choléra, s'il régnait dans la ville, on devrait res-
treindre le nombre de lavages. Cependant, si la maladie était loin, on pourrait continuer le premier
procédé, l'abondance d'eau ne saurait nuire, elle
tempère la chaleur de l'atmosphère et donne de la
fraîcheur aux localités. Bien que ce procédé soit es-
sentiellement utile à la santé, il est des époques où
la ville reste dépourvue d'eau pendant long-tems;
aussi on ne peut parcourir certains quartiers sans
être abreuvé de dégoût.

Tout ce qui tend à la salubrité publique, est de la plus haute importance; car, les émanations qui s'échappent des substances en putréfaction n'avertissent pas toujours par leur odeur des dangers auxquels sont exposés les individus soumis à leur influence. Par fois elles agissent d'une manière latente sur l'organisme: aussi lorsqu'une maladie épidémique règne dans un pays, l'élément morbide pénètre indistinctement dans l'hôtel des riches, dans la chaumière des pauvres, dans l'asile de l'innocence, dans celui du crime et de l'infortune. Enfin on pourrait dire du génie morbide qui nous atteint, ce que Malherbe disait de la mort:

«Et la garde qui veille aux barrières du Louvre,
« N'en défend pas nos rois. »

Ce danger que nous partageons avec toutes les classes de la société, sans distinction de rang, de puissance, d'éclat ou d'obscurité, parce qu'il est inhérant aux phénomènes de la respiration, exige que chacun en particulier prenne les précautions nécessaires pour anéantir les causes d'infection générale.

Quoique les élémens épidémiques ne puissent être appréciés, ni par nos sens, ni par les expériences eudiométriques, leur existence devient cependant évidente par l'influence qu'ils exercent sur notre constitution. Mais de quelle nature sont-ils? est-ce l'hydrogène sulfuré ou l'azote qui se dégagent de certaines localités? sont-ce les oscillations atmosphé-

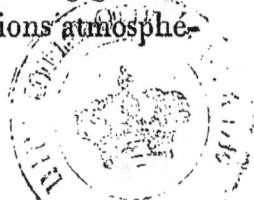

riques? est-ce un poison miasmatique? est-ce la négligence des préceptes hygiéniques? Dans ces incertitudes désespérantes, heureux celui qui, doué d'un génie transcendant, peut dérober à la nature quelques-uns de ses phénomènes mystérieux!

« *Felix, qui potuit rerum cognoscere causas !* »

---

§ II. — Règles d'hygiène privée.

Les personnes qui seraient sous l'influence de l'épidémie cholérique, ne doivent pas oublier de nettoyer tous les jours les endroits de la maison où peuvent s'accumuler des matières animales ou végétales susceptibles d'une prompte putréfaction. Elles porteront une attention particulière à ce que les vases de nuit soient tenus toujours propres et contenant un peu d'eau chlorurée. Les colombiers, les volières, les locaux où l'on élève des vers à soie, doivent être propres, ainsi que les commodités, les éviers et leurs gargouilles; on pourra les désinfecter en précipitant dans les premières du chlorure de chaux sèche, et en lavant les secondes avec une solution de la substance précitée. Il est encore facile d'assainir les cabinets d'aisance, en y plaçant un vase contenant du chlorure de chaux étendu d'eau qu'on renouvelle souvent.

On aura le soin de dessécher les corridors du rez-de-chaussée, et de donner l'espace nécessaire aux chambres à coucher, ainsi que d'enlever les rideaux des lits et des alcoves. On entretiendra la pureté de l'air des appartemens par l'arrosage d'un peu d'eau chlorurée et en y établissant un courant d'air; mais, si la température inclinait au froid ou à l'humidité, il serait prudent de fermer les volets des fenêtres.

Les écuries seront tous les jours nettoyées, et le fumier sera transporté hors la ville. Cette mesure d'hygiène est fort négligée dans quelques paroisses, où on laisse séjourner long-tems le fumier dans les écuries. On se privera d'élever des cochons.

Il serait imprudent de s'exposer le matin ou le soir à l'influence des vapeurs aqueuses qui voltigent dans l'atmosphère, si les rayons solaires ne les avaient dissipées, et de passer avec rapidité du chaud dans un air froid ou humide.

Pendant le tems des épidémies cholériques, on ne doit pas fréquenter les promenades situées aux bords des rivières ou des ruisseaux, parce que les vapeurs aqueuses, condensées par l'ombre des arbres, saturent l'air d'humidité qui, ne pouvant plus absorber la transpiration cutanée, celle-ci reste collée sur le corps et prédispose à recevoir l'influence des miasmes délétères.

Le mode fumigatoire qui, dans certaines constitutions épidémiques, a rendu de si grands services à l'humanité ne doit pas être omis. On pourra faire des fumigations avec toute la classe des plantes labiées ou aromatiques, soumises à l'action du feu, dont l'odeur concourt à atténuer les principes délétères qui seraient en dissolution dans l'air des appartemens. On pourra encore répandre sur un fer incandescent du vinaigre dans le but d'assainir les appartemens par l'acide acétique que le calorique dégage; mais les acides minéraux produisent des effets plus actifs.

Les fumigations minérales s'obtiennent en décomposant à l'aide du calorique le proto-chlorure de sodium, par l'acide sulfurique. Le résultat de cette opération chimique est le dégagement de l'acide hydro-chlorique qui s'empare de l'humidité de l'air, et concourt à son oxigénation.

Le procédé le plus simple, consiste à prendre cinq onces de protoxide de manganèse, à le mêler exactement avec une livre de proto-chlorure de sodium en poudre, à mettre le mélange dans un vase de terre vernissée, puis à verser une demi-livre d'acide sulfurique à 36° étendu dans la moitié de son poids d'eau commune. On place l'appareil sur un bain de sable, puis on le chauffe: alors le chlore se dégage en forme de vapeur blanche, qu'on promène dans les appartemens, après avoir enlevé tous les métaux qui, en s'oxidant, priveraient l'air d'une partie d'oxigène, et après s'être mis à l'abri de l'asphyxie ou des bronchites, en se couvrant le nez et la bouche d'un mouchoir.

Ce procédé sanitaire produirait encore des résultats plus efficaces, si l'on arrosait une fois par jour les appartemens avec une solution de chlorure de chaux (une once de celui-ci, dans un litre d'eau). On devrait avoir soin néanmoins de diminuer la quantité

de chlorure, si l'organe pulmonaire était affecté dé-
sagréablement par son action excitante.

Pour obtenir de ce mode fumigatoire des effets sa-
tisfaisans, il faudrait que tous les habitans de la ville
fissent les fumigations et l'arrosage au même instant.
Alors toutes les personnes seraient entourées d'une
atmosphère chlorurée assez efficace pour les rendre
inaccessibles aux atteintes de l'élément cholérique,
qui, repoussé de toutes les localités par la force élec-
trique du chlore, trouverait sa destruction dans la
ville même où il tendrait à exercer ses ravages meurtriers. On devrait engager, par un réglement de police, à faire les fumigations et l'arrosage au même
instant, et donner gratis aux pauvres la quantité de
chlorure, ainsi que les autres ingrédiens propres à
faire les fumigations minérales.

CHAPITRE II.

*DE LA VENTE DU LINGE.—DES VÊTEMENS RELATIFS A L'ÉTAT
THERMOMÉTRIQUE DE L'ATMOSPHÈRE.*

§ Ier. —Règles d'hygiène publique.

Comme l'opinion des médecins est partagée relativement à la contagion du choléra, dans un but de
prudence seulement, MM. les Magistrats feront surveiller la vente publique du linge ou des vêtemens

des personnes mortes à la suite des maladies suspectes.

On voit avec douleur certaines personnes qui, par une économie mal entendue, sont assez peu délicates pour acheter du linge de toute espèce, et s'en servir sans prendre aucune mesure de précaution. Pour prévenir les funestes effets résultant de l'emploi de ce linge, les magistrats devraient ordonner, par un réglement de police, que les vêtemens et autres linges, soit en coton, soit en fil ou en laine, souliers, bas, chemises, pantalons ou autres hardes, etc., fussent exposés pendant huit jours à l'air libre; on ferait encore bien mieux de les soumettre aux fumigations de l'acide hydro-chlorique, avant de les vendre; car les vêtemens, le linge des malades, imprégnés de déjections et de sueur pourraient être une cause locale d'insalubrité, si dans cet état, ils étaient vendus ou déposés dans un magasin. Honneur aux magistrats qui, pénétrés des sentimens de prudence et d'humanité, emploiront leur zèle à prévenir les ravages d'une effrayante maladie, dont le développement peut se rattacher à l'omission de quelques préceptes d'hygiène publique !

§ II. — Règles d'hygiène privée.

Le degré de latitude sous lequel certaines races d'hommes habitent, dut leur inspirer la pensée de confectionner des habillemens pour se prémunir contre les anomalies atmosphériques; les mœurs de quelques peuplades, adoucies par l'expérience de la civilisation, durent aussi faire éprouver les mêmes

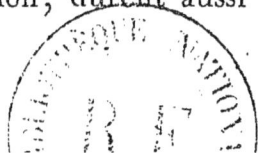

besoins et en réclamer l'usage. Exposer donc que toutes les personnes doivent être habillées suivant le degré de latitude où elles habitent, la température de l'air, l'âge et la constitution individuelle, c'est présenter une proposition si claire qu'elle n'a pas besoin de preuves. En effet, les oscillations atmosphériques nous avertissent assez qu'il ne serait pas prudent de se vêtir en hiver des habits d'été, et *vice versâ*.

Les personnes qui achètent du linge ou des vêtemens ne doivent les utiliser qu'après les avoir lavés et soumis aux fumigations de l'acide hydro-chlorique, afin de les dégager des matières morbides dont ils pourraient être imprégnés.

L'humidité et le froid des pieds doivent être prévenus avec beaucoup de soin. Pour ne pas en souffrir, on portera des chaussons en laine ou en coton pendant l'hiver, et de fil en été. On les renouvellera souvent.

Pour que la chaussure soit imperméable à l'humidité, on aura le soin de faire interposer entre l'empeigne et la semelle des souliers, une pièce mince de liége ciré; mais les socques dont on fait usage en hiver peuvent suppléer à ce genre de souliers.

On entretiendra la propreté des mains, ainsi que de la figure, en les lavant à l'eau froide; mais le corps et les pieds, qui souvent sont en moiteur, doivent être lavés à l'eau tiède.

Le charme de la mode sera puissamment repoussé toutes les fois qu'il se trouvera en opposition avec la

température du climat, et tout ce qui sera possible pour attirer vers la périphérie du corps la
transpiration, soit par des gilets et des caleçons de
flanelle qu'on portera sur la peau, soit au moyen de
frictions sèches sur toute la surface du corps. Je
recommande particulièrement au sexe l'usage de caleçons en flanelle : on conçoit que le procédé ci-des-
sus n'est relatif qu'en hiver.

Les habits, les gilets et les pantalons seront soignés
et exposés à l'air libre ; les chemises, caleçons, chaussons, ceintures, etc., doivent être portés très propres.

J'ai déjà exposé que les habillemens doivent être en
rapport avec l'état thermométrique de l'atmosphère,
et c'est avec plaisir que j'ai vu qu'on avait prévenu
mes désirs en endossant des capotes et pantalons
en fil, y compris le modeste chapeau de paille. Les
hommes sont assez fidèles aux préceptes d'hygiène ;
mais le sexe de la haute classe, sacrifiant sa santé
aux caprices bizarres de la mode, consulte rarement
pour se vêtir la température de l'air, la saison, l'â-
ge, etc., qui, cependant doivent être pris en considération lorsqu'il s'agit d'habillemens. Il s'est écoulé
un tems où le sexe, à l'imitation des dames Romaines,
découvrait les épaules et le sein. Cette mode, ou
plutôt, cette nudité révoltante, grâce à nos mœurs,
n'existe plus... Il paraît que les dames qui vivent au
xixe siècle, ont compris l'axiome du satirique latin :

.............*Rara est concordia formæ,*

.... *Atque pudicitiæ.*

2*

Je les engage à conserver le costume décent dont elles se parent aujourd'hui ; il est parfaitement en rapport avec nos institutions sociales, et propre à repousser les attaques du choléra. Mais il serait prudent qu'elles bannissent de leur toilette les corsets et les cosmétiques. Les corsets, par la pression mécanique qu'ils produisent sur toute la circonférence de la poitrine et de la région abdominale, empêchent l'acte de la respiration de s'opérer avec facilité, produisent des congestions sanguines dans les grandes cavités du corps, dérangent l'ordre des phénomènes organiques, et prédisposent le sexe aux atteintes de l'élément morbide.

Des personnes du genre féminin, obéissant aux penchans de la coquetterie, plutôt qu'aux préceptes de l'hygiène, ont voulu, au moyen des cosmétiques, réparer les écarts de la nature et effacer les ravages du tems. Comme la plupart de ces fards sont composés de substances métalliques, dont les molécules très divisées appliquées sur la peau produisent des accidens graves, dépendant en général du resserrement des pores exhalans et absorbans, auxquels se mêlent ensuite ceux occasionnés par l'irritation nerveuse, je conseille au sexe d'abandonner cette innocente supercherie, qui n'ajoute rien aux charmes naturels qu'il possède, et dont les effets fâcheux le prédisposeraient à recevoir l'influence morbide.

L'eau de Rivière, avec un *quantum sufficit* de savon, est assurément le plus antique, comme le plus innocent des cosmétiques. Les huiles grasses récentes, le blanc d'œuf battu avec l'eau simple ou aromatique, la partie émulsive des amandes et leur pâte, la mie de pain, des bains, des lavages émolliens, un bon régime, une juste modération dans l'exercice des passions, sont les seuls cosmétiques que la décence permet, parce qu'ils se confondent avec les préceptes de l'hygiène.

Si j'élève la voix sur les dangers des corsets et des cosmétiques, ce n'est que pour remplir un devoir. Puisse-t-il faire une impression salutaire sur la mémoire d'un sexe qui consacre la santé à la frivolité de pouvoir dire : « Voilà une taille qui n'est pas mal, » et à répandre un éclat éphémère sur une partie du corps qui ne doit être embellie que du fard de la pudeur.

CHAPITRE III.

DES RÉSULTATS FACHEUX PROVENANT DE LA MAUVAISE QUALITÉ DES ALIMENS ET DES BOISSONS.

§ Ier. — Règles d'hygiène publique.

M. Olivier d'Angers, signale aux magistrats un genre d'empoisonnement par l'action délétère de certaines viandes qui étaient dans un état de décomposition. Les personnes qui en mangèrent furent atteintes de symptômes analogues à ceux du choléra. Si l'analogie était toujours fidèle, je pourrais établir que des épidémies considérées comme nomades ne sont souvent que le résultat d'une cause occulte, qui échappe aux recherches de l'homme de l'art et de la police sanitaire. L'exemple précédent vient de nous le prouver; il est propre, du moins, à exciter l'attention des autorités sur la vente des viandes altérées, à rendre les hommes de l'art circonspects, lorsqu'ils auront à prononcer sur les accidens provenant des phénomènes d'une aberration vitale de l'appareil gastrique, ou ceux qui seraient effectivement les symptômes pathagnomoniques du choléra.

D'après cela, MM. les Magistrats auront le soin de défendre sévèrement la vente des viandes provenant des animaux trouvés morts ou morts de maladie; ils ne sauraient trop faire surveiller les boucheries pour empêcher la vente des viandes de mauvaise qualité, dont l'usage est extrêmement dangereux. Il ne serait pas difficile de trouver dans les annales hygiéniques des maladies épidémiques qui ne furent produites que par l'usage des viandes provenant des animaux atteints d'épizootie.

Pour prévenir les désastres occasionnés par les viandes de mauvaise qualité, les autorités doivent s'entourer de tous les documens capables de les instruire sur les épizooties qui règneraient dans le département, et défendre d'égorger des animaux dont la santé n'aurait pas été constatée par un artiste vétérinaire.

La poissonnerie, les charcuteries doivent être soumises au même mode de surveillance ; on doit aussi empêcher la vente de toute espèce de poisson et de viande, si des signes de putréfaction s'étaient déclarés.

La police ne sera pas moins sévère à l'égard de la vente des graines céréales si elles étaient ergotées, si elles contenaient beaucoup d'ivrée, ou si elles étaient altérées par l'humidité.

La vente du pain qui serait pêtri avec de la farine de mauvaise qualité, non convenablement boulangé, doit être défendue, surtout si la pâte n'avait pas été soumise assez long-tems aux lois chimiques de la fermentation panaire et d'une cuisson parfaite.

Les légumes, les racines, les plantes potagères, doivent éveiller la sollicitude des autorités, qui en défendront la vente, s'ils n'étaient pas frais, ainsi que les fruits à noyau et à pépins qui ne seraient pas mûrs et s'ils tendaient à la fermentation ; car, si leur usage est sain lorsqu'ils sont frais , il serait très nuisible à la santé si leur substance sucrée était altérée.

Le zèle des autorités sera puissamment actif relativement à la vente des vins, eau-de-vie, liqueurs et bière, etc., dont elles feront surveiller la vente par les agens de la police, qui en défendront le débit si ces liquides n'étaient pas de bonne qualité, et s'ils étaient sophistiqués avec des substances malfaisantes.

Un abus très grave qui doit fixer l'attention des commissaires de police par les ravages latens qu'il exerce sur l'espèce humaine, ne doit pas échapper à leurs soins vigilans. Je veux parler de la coutume suggérée par la cupidité au détriment de la santé publique, consistant à mettre dans le vin, du sulfate de chaux (plâtre), et même de la chaux vive, afin de favoriser la vente par la couleur plus foncée qu'on lui donne.

L'usage de cette boisson excitante est capable de produire des irritations gastro-intestinales et déterminer des accidens cholériques. On précipite encore dans le vin des substances végétales pour le colorer; les autorités feront justice de ces fraudes, dès que les réactifs chimiques les auront dévoilées.

Dans le moment actuel, la ville de Perpignan laisserait peu de chose à désirer sous le rapport de l'eau, qui serait d'une excellente qualité si elle coulait continuellement des robinets à soupape placés aux fontaines jaillissant de quelques quartiers de la ville. Le procédé des robinets à soupape est très ingénieux et économique; il aurait l'avantage de conserver l'eau pendant l'été pour nos besoins domestiques, si leurs réservoirs étaient en rapport avec la quantité qui alimente ces fontaines et celle que les personnes de chaque quartier en particulier consomment.

La belle fontaine sise au milieu de la place de la Liberté, et presque au centre de la ville, offrirait des avantages inappréciables, tels que ceux qui se rapportent aux besoins domestiques, celui de distribuer ses eaux à plusieurs fontaines qu'on pourrait placer dans des quartiers de la ville qui en sont maintenant dépourvus : mais il faudrait que cette fontaine fût constamment alimentée par l'eau, qu'on mît dans son réservoir une couche de gravier et de charbon pour que l'eau fût filtrée avant de jaillir. Si ce procédé a été omis, et le cours de l'eau n'étant pas soutenu, il résultera que l'eau sera souvent trouble, et que, croupissant dans le réservoir, elle acquerra un goût désagréable par l'odeur qui lui sera transmise par quelque substance hétérogène [1].

Les autorités feront surveiller les aqueducs et les réservoirs des fontaines, qui, contenant des substances animales ou végétales en putréfaction, donneraient un mauvais goût à l'eau. Leur propreté doit être en rapport avec celle des puits, et on aura le soin de signaler, d'après l'analyse de leurs eaux, la qualité potable dont elles jouissent, ou celles qui ne les rendent propres qu'au lavage domestique.

§ II. — Règles d'hygiène privée.

Il ne faut pas abuser d'une nourriture trop succulente. L'expérience prouve que les excès de gastronomie épuisent les forces des organes et prédisposent au choléra. Pour éviter dès lors son atteinte,

---

[1] Il est à regretter que la modeste architecture de cette fontaine, qui fixe l'attention des étrangers par son élégante simplicité, ne soit pas embellie par le jet soutenu d'une eau limpide. M. le baron Desprès qui saisissait toujours avec plaisir l'occasion de faire tourner à l'avantage des Perpignanais l'ascendant de ses lumières et de sa fortune, s'était proposé dans le généreux sacrifice qu'il s'imposa, un but plus utile.

il est essentiel de prévenir ses causes déterminantes, comme l'excès dans l'usage des alimens et des boissons. On sait déjà que le sage dit : Usez, n'abusez point; les excès, comme les privations n'ont jamais fait des heureux.

Par conséquent, il sera philosophique d'être sobre, de faire un choix d'alimens sains, d'une facile digestion et de boissons pures. On s'abstiendra des champignons, d'escargots, de viandes salées, de poisson mariné, de pigeons et de toutes les viandes qui, par la trop grande quantité de gélatine, rendraient la digestion pénible.

Un régime bien compris de viandes blanches, que les fonctions vitales de l'estomac digèrent facilement, est très convenable à la santé. La viande de bœuf, de mouton, de chevreau et d'agneau, de bonne qualité, peut être mangée bouillie ou rôtie, mais avec modération; on usera avec prudence de porc frais ou salé. Parmi le gibier, le lièvre, les lapins, les perdreaux, les cailles, etc., offrent une nourriture aussi saine qu'agréable au goût; mais ce régime trop nourrissant ne serait pas à l'abri des accidens, si l'on omettait d'y intercaler quelques végétaux farineux ou herbacés.

Le poisson frais de mer et de rivière, les œufs à un degré de cuisson qui permette d'y tremper la mouillette, le lait coupé avec une décoction mucilagineuse, les poirées, les betteraves, les carottes, les pois, les lentilles et les épinards, etc., ne doivent pas être rayés du tableau culinaire; on peut même se permettre l'usage de fèves tendres et de haricots, (bien que Pythagore les ait proscrits) [1], pourvu qu'on les mange avec plaisir et modération.

Puisqu'il est prouvé que les raffinemens de l'art culinaire influent sur la santé et peuvent préparer l'organisme à recevoir l'élément cholérique, on se tiendra sur ses gardes relativement aux pâtisseries et aux alimens de haut goût.

Pendant l'épidémie, il serait très dangereux de mêler aux substances alimentaires une trop grande quantité de poivre, de safran, de cumin, de canelle et de poivre d'Inde, etc.; enfin de tous les condiments capables de produire une action excitante sur la muqueuse gastro-intestinale.

Les fruits aqueux, tels que melons, raisins, concombres, aubergines ou mélongènes, fruits à noyau et à pépins, seraient nuisibles s'ils n'étaient parvenus à leur degré de maturité. On se privera des végétaux bulbeux qui porteraient sur la muqueuse gastro-intestinale une excitation capable de déterminer la maladie que je place sous la sauve-garde de l'hygiène privée, tels que les oignons, les porreaux, aulx, échalottes, poivrons, ainsi que des racines pivotontes du genre raves et radis, y compris l'*ail y oly*, dont on fait un usage si fréquent en hiver.

La boisson la plus pure, comme la plus naturelle est l'eau de bonne qualité; c'est le plus beau présent que le dispensateur de tous les biens ait accordé à

---

[1] Cicéron, *de divinitat.* lib. 2, fol. 62.

ses créatures. Bien que ce soit la boisson par excellence, elle peut nuire par sa qualité et par sa quantité. Il faut donc être sobre d'un côté, et faire un heureux choix de l'autre. Mais les personnes occupées à un travail pénible, sont en proie à la polydapsie, ou soif excessive, qui ne leur permet pas de s'astreindre à des règles d'hygiène; aussi, les voit-on assez souvent se désaltérer avec des eaux de mauvaise qualité, sans prendre aucune précaution, sans témoigner la moindre répugnance, oubliant qu'elles puisent dans ces sources impures la cause déterminante des maladies épidémiques.

Comment peut-on atténuer la sensation de la soif? Il sera facile de s'y soustraire en faisant usage d'eau rougie avec un peu de vin, de vinaigre ou d'eau de vie (deux cuillerées à bouche d'eau-de-vie, ou une cuillerée de vinaigre dans une pinte d'eau). Ce moyen peut convenir aux artisans, mais il ne saurait être appliqué aux personnes qui travaillent la terre, parce que celles-ci, sentant le besoin de boire souvent, introduiraient dans l'estomac une trop forte dose de liquide excitant qui dérangerait leur santé. Les personnes occupées journellement à des travaux fatigans, ne peuvent guère observer des règles d'hygiène, parce que leur état les condamne à passer dans toutes les transitions pénibles de la vie privée; heureusement pour elles que la nature ne les traite point en marâtre.

Ces personnes pourront, cependant, émousser l'aiguillon de la soif par l'emploi modéré des moyens

précités, et des pastilles composées avec l'acide tar-
tareux ou oxalique, qui, en rafraîchissant la bouche,
feraient oublier pour quelques instans cette sensation incommode. Un avantage réel résulterait de l'u-
sage des pastilles acides ; ce serait de trouver dans une
moindre quantité un principe éminemment rafraîchissant, qui désaltérerait sans faire discontinuer le
travail.

L'irruption du choléra dans un pays ne doit pas
empêcher de prendre avec retenue du café, comme
tonique ; du thé , comme sudorifique ; de la limo-
nade, de l'orangeade et de l'orgeat, comme anti-phlo-
gistique. Si l'estomac était doué d'une force réactive,
on pourrait se permettre de prendre quelque glace ;
mais on s'en abstiendrait s'il manquait d'énergie vitale.

On s'interdira l'usage des boissons fermentées,
comme l'hydromel, le lait acide, la bière, le cidre,
la poirée, l'eau-de-vie et le vin aigre, si l'on désire
éviter la prédisposition au choléra.

Le luxe, fils de la civilisation, nous présente à la
fin des repas des liqueurs et des vins dont la saveur
flatte plus ou moins le goût. Malheur à celui qui se
laisserait entraîner par leur douceur insidieuse, il
donnerait prise à l'élément morbide.

Je ne conteste point l'utilité des boissons de bonne
qualité ; je sais que prises avec prudence, les unes
peuvent étancher la soif, et les autres faciliter la digestion ; je ne m'élève que contre l'emploi auquel on
se livre sans réserve. C'est pour atténuer cette espèce

de dégradation, que la civilisation vient d'inspirer la pensée de créer des sociétés de tempérance.

Il est facile de concevoir que ce serait oiseux de calculer mathématiquement et avec inquiétude le plus ou le moins que l'on doit prendre de boisson et d'alimens, le bon sens suggère assez que nous devons régler nos besoins sur la nature.

Pendant l'existence d'une épidémie, la sobriété concourt puissamment à nous fortifier contre son élément morbide; car il faut une si légère indisposition pour en être frappé, que l'on ne saurait prendre assez de précautions pour en éviter les attaques meurtrières, surtout à une époque où le génie du mal voltige autour de nous comme pour nous saisir, et que la santé de toutes les personnes ne doit être consacrée qu'à donner des secours mutuels, afin de justifier cette belle maxime de notre bon Lafontaine:

« Il se faut entr'aider, c'est la loi de nature. »

CHAPITRE IV.

DE L'UTILITÉ DES BAINS, ET DES ACCIDENS QUE L'ACTION DES ÉVACUANS PEUT PRODUIRE.

§ Ier.—Règles d'hygiène publique.

La propreté du corps qu'on se procure au moyen des bains, est un puissant prophylactique du choléra.

L'usage des bains est passé jusqu'à nous ; il serait difficile de trouver des villes qui n'aient quelque therme, où l'on trouve des parterres émaillés de fleurs, dont l'agréable aspect, joint à l'action des bains, produit des effets salutaires.

Sous le rapport de la salubrité publique, MM. les Magistrats protègeront ces établissemens en faisant obtenir aux propriétaires la quantité d'eau de rivière qui leur serait nécessaire peur garnir les baignoires. Quelquefois la disette d'eau se fait sentir, et l'on est obligé d'y suppléer par celle des puits, qui ne produit pas de si bons effets que l'eau de rivière.

Les bains publics de la ville de Perpignan, sont élégans et commodes, ils produisent des effets salutaires. Dans ces établissemens on trouve la propreté la plus recherchée, le zèle le plus affectueux, unis à la décence la plus sévère. Ce qui en relèverait l'éclat, serait une baignoire consacrée à l'usage des pauvres.

J'appelle toute l'attention des autorités sur la vente des substances médicinales, jouissant de la propriété vomitive ou purgative ; leur surveillance doit s'arrêter aussi, sur une autre classe de médicamens que les charlatans présentent sous les auspices séduisans de spécifique du choléra, car il serait à craindre que des gens crédules fussent plutôt victimes de leur ignorance que de l'influence morbide. Ces drogues prises sans méthode et sans besoin, ne produiraient pas les bons effets qu'on en attendrait ; au contraire, elles détermineraient l'affection qu'on chercherait à éviter, parce que la main généreuse offrant la panacée aveuglément, ignorerait les contre-indications qui en défendraient l'emploi. Se soumettre sans réflexion à l'action des substances propres à porter le trouble dans l'organisme, c'est réaliser l'axiome de Virgile :

« *Incidit in Cyllam, qui vult vitare Charybdim.* »

Si la raison tenait sous son égide tutélaire, certaines dispositions morales erronées, on repousserait assurément la main trompeuse présentant des drogues homicides; on pourrait indiquer la mesure de confiance que l'on devrait accorder à des substances données au hasard et à la cupidité des charlatans qui les distribuent.

Cet abus de confiance que des hommes sans pudeur exploitent à leur avantage, et que la raison de leurs victimes n'a pas la force de repousser, rentre dans les attributions des magistrats, car le *vis medicatrix naturæ*, n'est pas déjà trop fort pour repousser l'influence cholérique, pour que l'ignorance vienne encore lui prêter de nouvelles armes propres à favoriser son triomphe. Ils sentiront donc le besoin de défendre aux hommes qui saisiraient avec avidité ce tems de calamité publique, pour spéculer sur la bonne foi d'autrui, de vendre aucune substance médicinale, ni traiter des maladies, s'ils n'avaient pas de titre légal; de les faire surveiller par la police et les punir selon la loi, si leur imprudence les avait entraînés à éluder ses vœux [1].

6 « Tout débit au poids médicinal, toute distribution de drogues et préparations médicamenteuses sur les théâtres ou étalages, dans les

Si une cause locale d'insalubrité publique existait
dans une ville, l'autorité ne s'empresserait-elle pas
de détruire ce foyer d'infection? on ne saurait en
douter. Alors, pourquoi permettrait-elle aux empiriques de vendre des substances médicinales bien plus
pernicieuses que les gaz délétères qui s'exhaleraient
d'un cloaque infect? Il serait tems que la philanthropie
judiciaire s'opposât au torrent des abus ou trafics homicides qu'on ne peut se rappeler sans éprouver une
secrète horreur! Il serait tems, dis-je, que l'on en-
courageât par une foi médicale le zèle des médecins
qui consacrent tous leurs instans au soulagement de
l'humanité; et qu'on cessât d'abreuver de dégoûts leur
pénible profession, en leur préférant et protégeant
des hommes sans aveu [1].

MM. les Pharmaciens et Droguistes s'imposeront
un bien louable devoir, de ne pas vendre des substances médicinales sans l'ordonnance d'un homme
de l'art [2].

places publiques, foires et marchés, toute annonce et affiche im-
primée qui annonceraient des remèdes secrets, sous quelque déno-
mination qu'ils soient présentés, seront sévèrement prohibées. (Loi du
29 pluviose an XIII, art. 27.)

[1] Un avocat qui prêtait le concours de sa nerveuse éloquence à un
charlatan, osa faire entendre aux juges cette phrase : «On naît médecin comme poète». Etrange erreur, qui lui permit de confondre
l'aptitude avec la science.

[2] Art. 6. « Défendons aux épiciers et à toutes autres personnes
de fabriquer, vendre et débiter aucuns sels, compositions ou préparations entrant au corps humain en forme de médicaments, ni faire
aucune mixtion de drogues simples pour administrer en forme de mé-
decines, sous peine de 600 fr. d'amende (décret du 25 avril 1777.)

§ II. — Règles d'hygiène privée.

Quoique les bains de propreté soient dans la classe des évacuans par l'excrétion de la transpiration qu'ils facilitent, ils ne produisent pas les mêmes phéno-mènes physiologiques que les substances vomitives ou purgatives. On pourra donc fréquenter les bains pour s'y baigner ; mais il est convenable de veiller à ce que la température de l'eau soit en rapport avec l'idio-syncrasie de chaque personne en particulier. Dans des cas ordinaires ou de propreté seulement, la tem-pérature du bain doit être de 25 à 29 degrés (therm. Réaumur) ; on ne doit y rester que le tems néces-saire pour se laver.

Comme la transpiration répercutée pourrait être la cause déterminante du choléra, un bain de vapeur ou des frictions sèches, peuvent en prévenir l'invasion.

Quoi de plus efficace pour rappeler la transpiration supprimée que les bains de vapeur ? Par l'excitation qu'ils produisent, le système des vaisseaux capillaires accroît sa tonicité, la circulation s'accélère, la nutri-tion s'active, l'inhalation cutanée reparaît avec plus de force. Or en nous renfermant dans ce premier cer-cle d'effets, existe-t-il des procédés plus rationnels pour enrayer l'influence cholérique ?

Les frictions sèches sont utiles à l'un et à l'autre sexe, pour se préserver du choléra ; elles agissent comme les bains de vapeurs, mais à un plus faible degré. Le mouvement vital qu'elles provoquent du centre vers la circonférence, s'oppose au passage de la cause maladive de l'extérieur à l'intérieur. Ce mode d'électricité qu'on peut faire au moyen d'une brosse douce ou d'une flanelle, produit une légère contraction du système musculaire, excite la sensibilité, développe le pouls, ranime la chaleur, active la transpiration cutanée, et concourt à donner du ton aux divers systèmes d'organes.

Si l'on avait un peu de considération pour soi-même, on se défierait des prétendus préservatifs, particulièrement des vomitifs ou purgatifs qui, par l'irritation qu'ils produisent sur le tube intestinal, seraient capables de déterminer le choléra. On redouterait également les saignées générales et locales, les bains trop chauds ou trop froids, les sueurs abondantes et l'excès dans les actes amoureux; car:

« ...... Ils sont amers d'abord qu'on en abuse. »

Comme la fausse application d'un remède même innocent, peut troubler l'harmonie des fonctions vitales, et décider le choléra, on agira avec prudence en consultant un médecin sur les moyens prophylactiques qu'on se propose d'employer. Cependant on pourrait se dispenser de le consulter, s'il ne s'agissait que de calmer une légère céphalalgie par un pédiluve, de rappeler la transpiration par une infusion de fleurs aromatiques, et d'opposer à une constipation opiniâtre l'emploi des lavemens ou de doux laxatifs. etc.

Beaucoup de personnes demandent si le fumer peut

prévenir le choléra. Je'pense que celles qui en auraient contracté l'habitude peuvent continuer ; mais
les personnes qui tenteraient de s'y habituer, dans
l'intention de repousser les miasmes morbides, com-
mettraient une grande imprudence, parce que la fumée du tabac, influant sur l'encéphale, provoquerait
des vertiges, et, par suite, les vomissens, par les re-
lations sympathiques qu'il a avec l'estomac.

Les personnes qui prisent peuvent continuer ; mais
si elles n'en avaient pas l'habitude, il serait prudent
qu'elles s'en abstinssent, car le tabac en poudre ne
porte pas moins sur le cerveau son influence narco-
tique propre à exciter le vomissement.

M. Cadet de Gassicourt, dit, en parlant des vapeurs
du tabac et de ceux qui en font usage :

«Qu'ils sont sujets aux vomissemens, aux coliques,
«aux affections aiguës et chroniques de la poitrine,
«qu'ils ont souvent des vertiges, des flux de sang, etc.»

Selon Ramazzini, de graves lésions dans l'abdomen
et même au cerveau, dépendaient non-seulement de
l'emploi du tabac en poudre, mais encore de l'usage
de sa fumée.

«*Non solium ex tabaci fumo, sed etiam ex usu pul-*
«*veris* [1].»

On conçoit facilement que cette perturbation vitale, pourrait déclarer la maladie qu'on chercherait
à repousser.

Les personnes jouissant d'une santé florissante, en
puisant dans les règles d'hygiène qui précèdent les

[1] *De Morbis Artificum,* page 535.

moyens propres à leur conservation, ne les utiliseront qu'avec la certitude qu'ils réaliseront la confiance qu'elles leur accordent ; elles repousseront cette défaveur que l'ineptie jette sur les modes prophylactiques, faute d'en connaître les effets bienfaisans ; mais elles ne seront pas esclaves de l'erreur qui tendrait à les faire pencher vers de prétendus antidotes, dont les résultats ne justifient jamais une propriété salutaire.

Nous en avons une preuve bien saillante dans les personnes qui viennent nous consulter pour réparer les ravages de ces spécifiques incendiaires, dont le *stimulus*, fixé dans les tissus comme une flèche, en persévérant devient mortel. Nous en avons encore un exemple bien frappant dans ce jeune hygiénophile italien, qui, victime des drogues dont il n'aurait jamais dû faire usage, fit graver, pour inspirer une terreur salutaire, ce vers sur sa tombe :

«*Strabo ben, mà per star meglio sto qui.*»

CHAPITRE V.

DES AVANTAGES D'UN EXERCICE MODÉRÉ.

---

§ Ier. — Règles d'hygiène publique.

Parmi les matières de l'hygiène qui charment et font la consolation de la vie, l'exercice se présente en première ligne ; il tend à repousser de l'organisme l'aptitude aux maladies épidémiques : se promener, travailler, est un besoin physique, où le moral puise d'utiles et d'agréables récréations. Si la promenade nous intéresse par les plaisirs qu'elle nous procure, MM. les Magistrats sentent déjà qu'ils doivent protéger ces lieux d'agrément.

Les promenades de la ville de Perpignan réunissent l'utile à l'agréable par les beaux platanes qui les décorent; sous le rapport de salubrité publique, on ne pouvait pas faire un choix plus heureux que ce beau végétal, par la grande quantité d'oxigène qui s'exhale de son feuillage dès qu'il reçoit l'influence des rayons solaires, dont l'émanation s'annonce par une odeur douce, donnant des propriétés sanitaires à l'air atmosphérique. L'air pur qu'on respire sous sa voûte verdoyante, influe sur les facultés intellectuelles, agrandit la pensée, élève l'ame sur les bases d'une charmante récréation, et fait oublier les émotions pénibles.

Cependant, avec tous les beaux attributs qui embellissent nos promenades publiques, si le choléra régnait, on ne pourrait les fréquenter sans s'exposer à y puiser la disposition à cette cruelle maladie.

Parmi le nombre de causes, je signalerai la localité, qui est un bas-fond, l'accès de l'air froid et humide provenant de la rivière de la Tet, qui pénètre dans la promenade de la pépinière, et d'un bois taillis très épais qui la borne au nord ; de la rivière de la Basse, énormément boueuse, située au nord-ouest de la promenade des platanes, du ruisseau qui la longe au nord, propres à rendre l'air humide; des fossés qui la bornent au sud-est, contenant de l'eau stagnante, recevant toutes les matières fécales de l'hospice St.-Jean et du quartier St.-Jacques, qui, altèrent l'air par les miasmes méphitiques qu'ils exhalent [1].

Dans le but de salubrité publique, l'administration compétente devrait pourvoir au desséchement du fossé St.-Jacques, et obtenir la permission de faire couler le long du rempart (en changeant la direction du ruisseau) l'eau, qui venant du ruisseau de la ville, entraînerait les matières fécales dans le ruisseau du fossé. Alors ces localités n'offriraient pas un aspect dégoûtant et il ne serait pas à craindre qu'il s'exhalât de leur sein des miasmes meurtriers [2]. Joignez à toutes ces causes d'insalubrité, la quantité d'arbres de haute futaie, qui entretiennent l'humidité de l'air, et l'on sentira le besoin de choisir d'autres promenades, où l'air soit plus sain et moins humide, comme par exemple les Esplanades, etc.

Depuis long-tems, on a dit très philosophiquement que l'oisiveté était la mère des vices. Pour arrêter cette tendance, l'autorité supérieure associera son zèle à la philanthropie du conseil municipal pour donner du

---

[1] Il faut visiter ces localités pour acquérir la conviction qu'on pourrait être victime des gaz délétères qui se dégagent de leurs fossés.

[2] Il soufflait le 3 du mois de juillet un vent du sud-est. Les personnes qui s'étaient rendues à la promenade des platanes pour y respirer le frais, sentaient une odeur infecte. Cette odeur provenait d'un ruisseau plein de matières fécales qui séjournent dans le fossé Saint-Jacques.

travail à la classe pauvre, afin que ceux qui la composent puissent, pendant l'épidémie, obvier aux besoins pressans de leurs nombreux enfans. Qui ne connaît l'empire de la nécessité; elle pousse quelquefois au crime ; le travail est le frein le plus puissant qu'on puisse lui opposer; alors, on n'aurait pas à craindre ni à déplorer le débordement des passions haineuses.

MM. les Magistrats n'opposeront point leur autorité aux amusemens publics, tels que la danse, le jeu de billard , de quilles, du mail, de boules et de la pomme, etc. Ces amusemens doivent être pris en considération, afin que les personnes qui craindraient les attaques du choléra pussent y trouver un sujet de distraction. Si on se livre à ces jeux avec modération , ils contribueront à faire oublier le souvenir de la maladie, favoriseront l'égale répartition des forces dans tous les organes, donneront au corps de l'agilité et de la vigueur, en même tems qu'ils soulageront l'ame : effectivement, lorsqu'on fatigue les puissances physiques, les facultés morales se reposent.

§ II. — Règles d'hygiène privée.

Pour la précision de ce paragraphe, il est convenable de le subdiviser en quatre ordres, savoir: 1.º la veille; 2.º le sommeil; 3.º le travail; 4.º le repos.

1.º La veille prolongée disposerait au choléra, par le changement vital qui se fait dans l'organisme. Ce mouvement, diamétralement opposé aux phénomènes qui s'opèrent pendant le jour, disposerait d'autant plus au choléra, que l'on passerait la nuit dans les cafés, estaminets, cabarets, etc. Pour être à l'abri de cette effrayante maladie, on se couchera de bonne heure et on aura le soin de régulariser la vie privée.

2° Pour que le sommeil ne soit pas le conducteur de l'élément morbide, il ne doit pas être prolongé ; car, s'il l'était, les organes seraient frappés d'atonie, et ne régissant plus, ils donneraient accès au génie épidémique.

Le sommeil attire du dehors au dedans : *motus in somno intrò vergunt.* Nul doute que ce phénomène physiologique favoriserait l'absorption des effluves délétères, si l'on couchait à la belle étoile.

Comme on n'enfreint jamais impunément les droits de la nature, la veille ni le sommeil ne doivent pas être prolongés ; six heures de sommeil s'uffisent aux jeunes gens comme aux vieillards :

« *Sex horas dormire sat est juvenique senique.* »

Malgré le précepte latin, il est des personnes qui doivent dormir plus de six heures et les autres moins, mais en général six heures de sommeil suffisent.

3° Les jouissances physiques et morales, sont le partage des personnes qui consacrent leur vie au travail. Comme elles n'ont ni le tems de s'ennuyer ni de penser à la maladie désastreuse, leurs facultés sensoriales ne retracent point le souvenir de ses atteintes. Mais, pour que l'exercice produise des effets

salutaires, il doit être en rapport avec la force individuelle, à l'âge, au tempérament, y compris la saison.

Si la température de l'atmosphère était froide et
humide, on s'abstiendrait d'aller à la promenade; il
faudrait attendre que le soleil eût chauffé l'air am-
biant et dissipé les vapeurs telluriques.

Pour que la promenade produise les effets qu'on
se propose, elle doit être courte, et on doit rentrer
chez-soi dès que le mouvement de rotation de notre
planète nous aura privés de l'influence des rayons
solaires. On évitera les promenades voisines des rivières, des ruisseaux et des fossés, surtout s'ils contenaient des eaux croupissantes, qui rendissent l'air
malsain. Les personnes de tous les rangs, trouveront
la santé et l'agrément dans des travaux physiques modérés; mais elles ne doivent s'y livrer qu'autant que
le soleil aura évaporé la rosée du matin. Celles qui
posséderont un peu d'aisance, pourront se livrer aux
amusemens prophylactiques, relatés dans le premier
paragraphe de la cinquième partie, auxquels il leur
sera loisible de joindre la musique, l'exercice de
l'équitation et la natation

Les gens de lettres qui paient si cher les charmes
de leurs productions littéraires, doivent ménager la
tension de leur esprit, en partageant leur travail en
plusieurs séances. On sait bien qu'il existe des êtres
privilégiés, chez qui la puissance morale a tant d'empire sur le physique, qu'ils peuvent finir leurs ouvrages
d'un seul trait; mais leurs œuvres achevées, on les

voit maigres, exténués, comme après une longue maladie : leur esprit n'a rien de sa vivacité, ni l'imagination rien de son enthousiasme. Tels étaient Pascal, J.-J. Rousseau, Gilbert, le poëte, le Tasse, Girodet, etc. Plutarque a dit fort ingénieusement : « Un peu d'eau nourrit et fortifie les plantes, une plus grande quantité les étouffe ¹. » Il en est de même de l'esprit, les travaux modérés le nourrissent et entretiennent sa fraîcheur, les travaux excessifs l'accablent. Ces derniers prédisposeraient les personnes à recevoir les attaques des agens morbides qui les entoureraient.

Pour que leur cabinet de lecture soit sain, il doit être aéré et non humide. Ceux qui sont exposés à l'est ou au sud et au second étage, sont les plus salubres, parce que le soleil en y pénétrant purifie l'air en lui enlevant son humidité.

4° Le repos est dans l'ordre de la nature ; il concourt à soulager le corps et l'esprit des travaux qui les ont fatigués, et à leur donner de nouvelles forces pour reprendre leurs occupations physiques ou morales. Le repos doit être borné comme le travail : il y aurait du danger de pousser l'un et l'autre trop loin ; on s'exposerait à donner accès à l'épidémie régnante.

D'ailleurs, un repos absolu répugne à la nature, qui veut que l'homme s'occupe tant pour sa santé que pour le bien de la société dont il est membre. Usez de repos, mais qu'il n'ait aucun trait avec la fainéantise. Pour qu'il triomphe du choléra, il doit

---

¹ *De educat. pueror.*

être modéré; la pureté de l'ame doit émousser l'aiguillon des passions véhémentes, qui pourraient troubler la sérénité de ses charmes; alors, la nature récupère de nouvelles forces, des récréations innocentes ajoutent à son énergie, et concourent à défendre l'organisme de l'invasion de l'élément morbide.

CHAPITRE VI.

DE LA CRAINTE.

§ Ier. — Règles d'hygiène publique.

Ce dernier paragraphe d'hygiène publique devrait être subdivisé en plusiers ordres, qui embrasseraient toutes les affections de l'ame; mais, désireux de dire en peu de mots ce qui me reste à traiter, je ne me bornerai qu'à exposer les effets que la crainte produit à l'époque où le choléra règne dans une ville.

Les passions de l'ame influent d'une manière directe sur divers systèmes d'organes, excitent plus ou moins les phénomènes vitaux, et développent dans l'organisme l'aptitude aux épidémies régnantes. Toutes ou presque toutes peuvent produire ce résultat, mais celle qui l'occasionne le plus souvent est la crainte, appréhension qui, bien qu'imaginaire, n'en porte pas moins un élément asthénique sur l'ensemble des forces vitales; qui nous prédispose à l'influence de la constitution cholérique.

Cet exposé succinct fait sentir déjà à MM. les Magistrats la nécessité de faire naître ou soutenir dans
l'ame de leurs administrés un courage calme et tran-
quille. Ils atteindront ce but, en défendant la vente
des ouvrages et affiches susceptibles d'exaspérer les
craintes. Comme aussi en faisant surveiller par les
agens de la police les instructions empiriques propres
à inspirer la terreur, et punir les individus qui en
les colportant répandraient l'alarme dans le département. Ils défendront de chanter dans les rues et sur
les places publiques des complaintes, et d'insérer dans
les journaux des méthodes prétendues préservatives
du choléra, par des hommes qui seraient étrangers
à l'art de guérir.

Les bruits d'empoisonnement, que des préjugés
vulgaires répandent dans le public, doivent être en-
rayés dans leur course par des réglemens de police.
Ces soupçons absurdes, qui blessent d'un trait envé-
nimé la moralité de nos institutions sociales, offrent
de grands inconvéniens. D'abord, ils tendent à faire
répousser le dévouement que les médecins seraient
disposés à consacrer au soulagement des indigens,
qui, ne croyant pas au choléra, s'abandonnent sans
reserve à tous les excès qui les rendent victimes de
leur ignorance. C'est avec douleur que je dirai que
des médecins philanthropes, donnant aux pauvres les
soins désintéressés de leur pénible profession, furent
traités d'empoisonneurs. Je n'entreprendrai pas de
combattre cette grossière prévention ; ce serait faire
croire que les hommes honorables auxquels elle s'a-

dresse ont besoin de justification. Je me bornerai à établir que les médecins sont les sincères amis du pauvre ; et comme ils savent qu'ils sont les rejetons du même tronc générateur, ils les considèrent comme leurs frères. Sous un titre si beau, ils ne doivent pas craindre, dans des tems opportuns, d'implorer les secours de leur profession.

MM. les Magistrats permettront les amusemens publics, la fréquentation des églises et du specta-cle, excepté que le génie de la maladie épidémique fût reconnu contagieux par les médecins. Ils ne s'é-lèveront pas contre les préjugés innocens, qui se-raient propres à rassurer le moral de leurs adminis-trés ; mais ils opposeront leur autorité à l'usage con-sacré par la religion de sonner les cloches qui, selon Boileau,

« Pour honorer les morts font mourir les vivans. »

de prononcer des discours, ni débiter des sermons qui auraient pour but de considérer l'épidémie com-me un fléau de la vengeance divine, ainsi que d'autres cérémonies religieuses qui portent l'effroi dans l'ame. Cependant, il ne faudrait pas priver des consolations de la religion les personnes qui témoigneraient le dé-sir de puiser dans son sein la résignation et l'espérance dont l'être moral a tant besoin lorsqu'il flotte incer-tain entre la vie et la mort ; mais ces cérémonies lu-gubres devraient se faire sans bruit et sans ostenta-tion, et les envelopper, s'il était possible, du voile du mystère.

§ II.—Règles d'hygiène privée.

Comme le choléra choisit ses victimes parmi les personnes pusillanimes, il convient de se placer sur un point assez élevé de tranquillité morale, pour n'en être pas atteint. La crainte naissant d'un péril qui menace, affaiblit l'organisme, rend la respiration difficile, arrête le flux menstruel, dérange les phénomènes digestifs, développe les palpitations, provoque la syncope, produit des diarrhées, etc.: voilà des causes déterminantes du choléra. La crainte multiplie les victimes: souvent plus de personnes meurent de voir mourir, que de l'effet des miasmes morbides.

Il sera donc très philosophique d'éloigner l'idée du choléra et du deuil par des récréations qui exigent une certaine contention d'esprit; car l'expérience semble prouver que bien que le moral tende à la crainte, des amusemens variés étaient assez puissans pour contre-balancer son impression. Ainsi, les lectures amusantes, le dessin, la musique, la danse, la promenade, à pied ou à cheval, la culture des fleurs, l'aspect admirable et touchant des beautés champêtres; en un mot, tout ce qui peut réjouir l'ame porte à la distraction en chassant des souvenirs pleins d'horreur.

On m'objectera sans doute qu'il n'est guère possible de se livrer aux amusemens en présence d'une maladie qui, promenant sa faux homicide dans plusieurs

localités, nous rappelle à tout instant le triste souvenir d'une calamité publique. Je respecte la pureté
de ces sentimens... mais, je demanderais à ceux qui
les éprouvent, si de deux émotions que les circonstances font naître, il ne sera pas permis de pencher
en faveur de celle qui nous dispensant d'être inhu-
mains, nous offre des chances plus heureuses? Lorsqu'on sera instruit que la tristesse, le chagrin et la
peur prédisposent au choléra, chacun devra s'imposer
un devoir de conscience d'appeler à son secours la
tranquillité morale que des récréations innocentes
procurent; car, si peu de philosophie exaspère les
craintes, beaucoup de philosophie offre des ressources
pour les prévenir et les combattre.

Pourquoi s'affliger d'un péril auquel l'organisme
n'est pas toujours disposé, et qui trouve la cause propre à son développement dans l'imagination des personnes réduites par la crainte de la mort?.... funeste
erreur!... qu'on devrait chercher à repousser en va-
riant les amusemens capables de faire oublier le souvenir qui attriste l'ame. L'homme devrait être habi-
tué aux émotions fâcheuses que le souvenir de la mort
inspire : il devrait, fort de sa conviction religieuse,
y être étranger, car

« Il commence à mourir long-tems avant qu'il meure ,
« Il périt en détail imperceptiblement,
« Le nom de mort, qu'on donne à notre dernieré heure,
    « N' en est que l'accomplissement. »

                    (DESHOUILL.)

La religion, la philosophie stoïque, nous apprennent que la mort ne doit inspirer des craintes qu'aux coupables, ou à ceux qui lèguent à la société une famille infortunée; mais pour ceux qui laissent des enfans heureux, et qu'une conscience pure flatte de l'espoir de retrouver plus qu'ils ne quittent, qui associent au regret du passé l'espérance d'un avenir plus heureux, la mort n'est que le terme de la vie;

« C'est le soir d'un beau jour. »

Tout ce que j'ai exposé jusqu'ici prouve jusqu'à l'évidence combien sont chimériques les craintes du choléra et de la mort. Il ne me reste qu'à présenter en peu de mots que, d'après ce qui précède, on doit chercher à maintenir l'équilibre des propriétés vitales par les moyens hygiéniques contenus dans cette notice, et à favoriser l'exercice de leurs fonctions en se prémunissant contre les causes prochaines ou éloignées susceptibles de déranger leur harmonie.

Mais les personnes qui gémissent sous le poids de la pauvreté ne pourront jamais observer ces préceptes. Alors, il faudra habiller ces pauvres couverts des haillons de la misère; obvier aux besoins pressens de leur vie par des alimens de bonne qualité, ou en leur fournissant du travail; leur donner des logemens sains; s'efforcer, par des actes de bienveillance, d'adoucir leurs mœurs aigries par l'adversité; s'occuper, par de sages et généreuses instructions, à les dégoûter des excès auxquels ils se livrent sans réserve:

4

dépravation affligeante, qui réunit toutes les conditions au développement du choléra! *Miserius nihil est.* Cicér.

Tous ces actes de bienfesance sont au-dessus du domaine de l'art. Les amis de l'humanité ne peuvent que les signaler à la philanthropie d'un gouvernement qui dans ces époques désastreuses serait disposé à donner aux citoyens malheureux des témoignages de piété paternelle.

En résumé, jexposerai que l'insalubrité de l'air et des lieux, le vice de construction des habitations et leur malpropreté, les alimens grossiers et mal-sains, l'excès dans l'usage des alimens et boissons, les habillemens trop légers, les transitions rapides du chaud au froid, la confiance qu'on aura aux charlatans, et les affections de l'ame, sont autant de causes prédisposantes au choléra. Ces causes agissent comme déterminantes dès que l'organisme a reçu l'influence de la constitution morbide; elles se combinent pour attaquer l'unité vitale : il serait donc difficile d'assigner la part que chacune peut avoir à l'invasion de la maladie. Les hommes de l'art voudront bien suppléer par leurs talens au développement analytique que je n'ai pu donner entre les causes précitées et leurs effets immédiats. Si on me blâmait des vues synthétiques qui resserrent ce cadre d'hygiène publique et privée, je répondrai pour me justifier:

«Expliquons ce qu'on peut expliquer, et ne nous «piquons pas de rendre raison de tout.» (Cond., Log.)

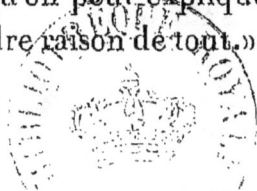

Je termine ici ces considérations générales de médecine préservative ; heureux, si mes concitoyens daignaient les agréer ! Je m'en réjouirais pour eux et pour moi : pour eux, parce que j'ai la conviction qu'ils peuvent y puiser des préservatifs contre le choléra ; pour moi, parce que leurs suffrages combleraient mes vœux et mes espérances.

FIN.

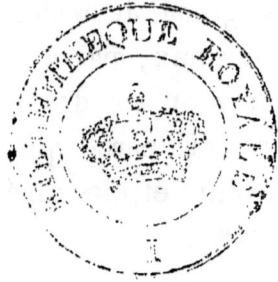

www.ingramcontent.com/pod-product-compliance
Lightning Source LLC
Chambersburg PA
CBHW050540210326
41520CB00012B/2661